BEI GRIN MACHT SICH IHR WISSEN BEZAHLT

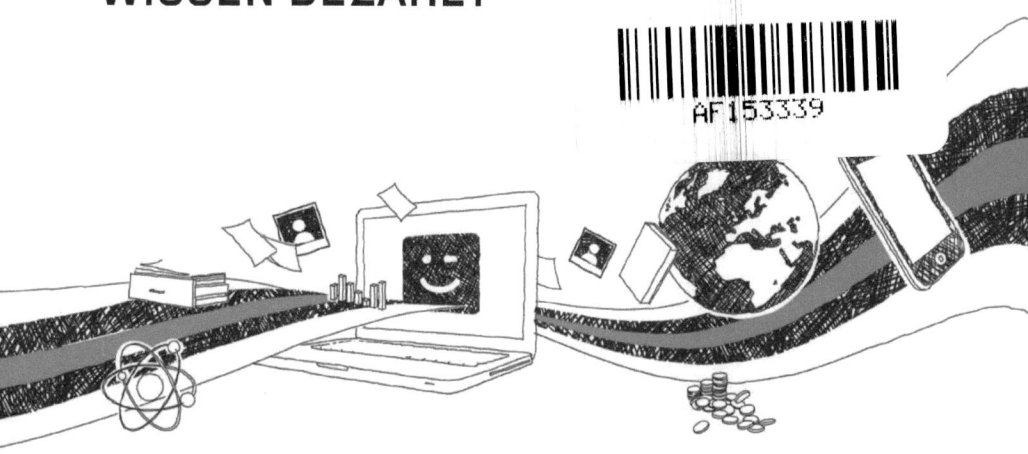

- Wir veröffentlichen Ihre Hausarbeit, Bachelor- und Masterarbeit

- Ihr eigenes eBook und Buch - weltweit in allen wichtigen Shops

- Verdienen Sie an jedem Verkauf

Jetzt bei www.GRIN.com hochladen und kostenlos publizieren

GRIN

Vorhersagen im American Football. Prognosen von Laien und Experten im Vergleich

Ole Voß
Mika Sörensen

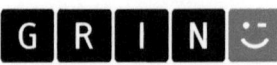

Bibliografische Information der Deutschen Nationalbibliothek:

Die Deutsche Nationalbibliothek verzeichnet diese Publikation in der Deutschen Nationalbibliografie; detaillierte bibliografische Daten sind im Internet über http://dnb.d-nb.de abrufbar.

ISBN: 9783346436689
Dieses Buch ist auch als E-Book erhältlich.

Druck und Bindung: Books on Demand GmbH, Norderstedt Germany
Gedruckt auf säurefreiem Papier aus verantwortungsvollen Quellen

Das vorliegende Werk wurde sorgfältig erarbeitet. Dennoch übernehmen Autoren und Verlag für die Richtigkeit von Angaben, Hinweisen, Links und Ratschlägen sowie eventuelle Druckfehler keine Haftung.

Das Buch bei GRIN: https://www.grin.com/document/1026248

Untersuchung des Einflusses des Wissens- und Kenntnisstandes im American Football auf die Vorhersagegenauigkeit von Ergebnissen.

Prognosen von Laien und Experten im Vergleich

Ole Voß & Mika Sörensen[1]

Zusammenfassung. Bisherige Studien im Fußball lieferten wiederholt das Ergebnis, dass bei der Vorhersage von Ergebnissen oder Siegern von Begegnungen Experten gegenüber Laien keinen Vorteil besitzen. Teilweise übersteigen die Vorhersagefähigkeiten der Laien sogar die der Experten. Um die Übertragbarkeit dieser Ergebnisse auf den American Football zu überprüfen, untersuchten wir die Vorhersagen von Laien und Experten (N=193) im American Football. Die Ergebnisse der Untersuchungen zeigen, dass sich die bisherigen Funde aus dem Fußball nicht übertragen lassen. Die Experten sagten den Gewinner von insgesamt 64 Partien der NFL-Saison 2020 deutlich erfolgreicher voraus als die Laien. Die Laien waren zudem in allen vier Spielwochen der langfristigen Zufallswahrscheinlichkeit (korrekte Vorrausage des Gewinners in 50% der Spiele) unterlegen.
Schlüsselwörter: American Football, Richtigkeit von Vorhersagen, Sportwetten

Predicting American Football outcomes: A comparison of expert and amateur predictions
Abstract. Previous studies regarding soccer predictions have repeatedly shown, that experts have no advantage compared to amateurs when predicting the outcome of matches. Some studies even find an advantage on the amateur's side. To examine the transferability of this theory to American Football we analyzed the predictions of amateurs and experts (N=193) in American Football. The results clearly show that the theory is not transferable to American Football. The experts predicted the winner of 64 games of the NFL-Season 2020 with a much higher accuracy than the amateurs. Additionally, the amateurs were not able to beat chance (picking 50% of the winners correctly) in either of the four weeks observed.
Key words: American Football, validity of predictions, sports betting

[1] Europa-Universität Flensburg

Inhaltsverzeichnis

Einleitung

Hintergrund

Der Sport ist zweifellos ein elementarer Unterhaltungsfaktor in unserer Gesellschaft. Eine Vielzahl an Menschen fasziniert sich für Profi- und Amateursport im Fernsehen, im Stadion oder dem heimischen Sportplatz.

Neben dem eigentlichen sportlichen Ereignis entwickelte sich jedoch schon im Altertum eine Randerscheinung von Sport: Die Sportwette.

Was früher noch den Pferderennstreckenbesucher/innen vorbehalten war, ist heute ein Milliarden-Geschäft. Im Jahr 2018 betrugen die Wetteinsätze bei Sportwetten allein in Deutschland 8,8 Milliarden Euro (Graefe, 2018, Abs.1). 2013 hatten die Einsätze noch knapp unter 3,8 Milliarden Euro gelegen (ebd.). Der Boom am Sportwettenmarkt ist hierbei auf verschiedene Faktoren zurückzuführen. Hayer & Kalke (2020, S.1), sowie Parke & Parke (2019, S.1352) nennen insbesondere die Erschließung des Internets als Zugang zu Sportwetten, was auch die Frequenz von möglichen Wettereignissen, beziehungsweise ihre Verfügbarkeit, deutlich erhöhte. Darüber hinaus nennen sie die Expansion der Werbeaktivitäten rund um Sportwetten. Letzteres wird vor allem im Profifußball deutlich. Mit Ausnahme von Mainz 05 und dem FC Freiburg hatten sämtliche Bundesligavereine in der laufenden Saison einen Sportwetten Anbieter als Werbepartner. Bekannte Gesichter wie Oliver Kahn, Lothar Matthäus oder Lukas Podolski bewerben das Glücksspiel öffentlich im Fernsehen (Katz & Schuldt, 2020, S.52).

Dass die Sportwette hierbei ein Glücksspiel darstellt, was mitunter zu pathologischer Spielsucht führen kann, wird häufig vergessen. Insbesondere die durch das Internet möglichen Live-Wetten auf Sportereignisse weltweit stellen hier ein großes Risiko in eine Spielsucht zu verfallen dar (Hayer & Kalke, 2020, S.1). Nicht zuletzt entstehen durch allgemeine Glücksspielsucht enorme Kosten für die deutsche Volkswirtschaft. Behandlungskosten, Beschaffungskriminalität, krankheitsbedingter Lohnausfall oder der Verlust des Arbeitsplatzes aufgrund von pathologischem Spielen verursachen jährlich Kosten von über 320 Millionen Euro, die vom Steuerzahler getragen werden (Automatisch Verloren, 2021, Abs. 8).

„Auf personaler Ebene erhöhen insbesondere das männliche Geschlecht, ein junges Lebensalter, eine ausgeprägte Risikoneigung sowie das Vorliegen [...] von Kontrollillusionen die Wahrscheinlichkeit, von sportwettbezogenen Problemen betroffen zu sein." (ebd. S.2). Das Vorliegen von Kontrollillusionen beschreibt hierbei die Vermutung, durch eigenes Expertenwissen in der Lage zu sein ein Ereignis korrekt hervorzusagen.

In Deutschland sind vor allem Sportwetten auf Fußballspiele beliebt. In den Jahren seit 2015 erfreut sich aber auch eine neue Sportart steigender

Beliebtheit in Deutschland: American Football. Durch die Komplexität des Spiels ergeben sich hier viele mögliche Ereignisse auf deren Eintreten oder Ausbleiben gewettet werden kann.

Mit einem Umsatz von über 13 Milliarden US-Dollar in der Saison 2017 (Bouzianis, 2019, S.1) ist die NFL, die Nationale Football Liga der USA, die umsatzstärkste Sportliga der Welt. Das Wetten auf den Gewinner der Spiele hat unter Laien und Experten in den USA Tradition (Kahn, 2003, S.2). Im Internet lassen sich sogar Rankings einsehen in denen Experten aus dem ganzen Land nach Korrektheit ihrer abgegebenen Tipps gelistet sind.

Stand der Forschung

Doch wie erfolgreich lassen sich Sportereignisse voraussagen? Und unterscheiden sich diese Genauigkeit zwischen vermeintlichen Experten und Laien?

Im Fußball ist die Datenlage hierzu recht eindeutig. Angestoßen wurde unsere Untersuchung von der Studie von Gröschner & Raab (2006). Diese fand heraus, dass im Fußball die Vorhersagefähigkeiten von Laien, denen von Experten sogar überlegen waren. Huberfeld et al. (2013, Abs.1) und Khazaal et al. (2012) bestätigten zwar nicht die Überlegenheit der Laien, stellten jedoch fest, dass Expertenwissen keinen Vorteil bei der Vorhersage von Ergebnissen im Fußball hat: „This [...] demonstrates that the 'illusion of control' of pathological gamblers, [...] has no factual background" (Huberfeld et al., 2013, Abs.4).

Allerdings soll in dieser Studie untersucht werden, ob sich diese Ergebnisse auch auf andere Sportarten, resp. American Football, übertragen lassen.

Bisherige Untersuchungen im Eishockey bezogen zwar keine Laiengruppe mit ein, belegten jedoch, dass Experten mit einer höheren Wahrscheinlichkeit (47,3%) den Gewinner einer Partie bestimmten, als der Zufall (33,3%).

Im American Football liegen bisher zur Frage der Vorhersagegenauigkeit im Vergleich zwischen Laien und Experten keine Zahlen vor. Jedoch gibt es eine Vielzahl komplexer Systeme, mit denen sich die Ergebnisse von Spielen hervorsagen lassen sollen (Bouzianis, 2019, S.1-4; Kahn, 2003, S.2-3). Darüber hinaus wurde in der Vergangenheit bereits Vorhersagemodelle entwickelt, die sich auf verschiedene Sportarten (u.a. Fußball und American Football) anwenden ließen (Knorr-Held, 1999; Stefani, 1980).

Im amerikanischen Raum wird Experten eine langfristig maximale Genauigkeit von 55-59% (bei der Vorhersage von Spielen im American Football) eingeräumt, die sich über das Gesetz der großen Zahl, Informationen und die Berechenbarkeit von Spielen (Wettervorhersagen, bessere sportmedizinische Versorgung etc.) ableiten lässt (Miller, 2020, Abs.2-5). Dem entgegen steht jedoch das Ranking der amerikanischen Fernsehexperten. Die Top 3 im

Ranking der vergangenen Saison tippten in etwa 34% der Fälle den richtigen Gewinner (fantasyfootballnerd, 2020).

Fragestellung und Hypothese

Für diese Arbeit ergeben sich daraus folgende Fragestellung und Hypothese.

Fragestellung: *Wie unterscheidet sich die Vorhersagegenauigkeit im American Football zwischen Experten und Laien?*

Im Folgenden werden wir ausschließlich die Begriffe „Laien" und „Experten" verwenden, aber gemeint sind natürlich auch Expertinnen und Laiinnen.

Aus den umfangreichen und in eine Richtung weisenden Studien im Fußball ergibt sich folgende Hypothese für unsere Untersuchungen: *Experten sagen das Ergebnis von NFL-Spielen nicht besser voraus als Laien.* Folglich wird eine Übertragbarkeit der Studienlage im Fußball auf den American Football vermutet.

Methode

Ziel der Untersuchung war es festzustellen, ob Experten den Gewinner von Spielen im American Football besser vorhersagen als Laien. Hierfür wurde während der letzten vier Spielwochen der NFL Saison 2020/2021 eine Erhebung mittels eines Fragebogens im Internet durchgeführt.

Teilnehmer:innen

An der Untersuchung nahmen insgesamt 193 Menschen teil. Wie in Abbildung 1 zu sehen, stuften sich diese selbst zu 61,7% als Laie (n=119) und zu 38,3% als Experte (n=74) ein. Aus Abbildung 2 kann entnommen werden, dass von den 193 Teilnehmer:innen 126 männlich, 64 weiblich und drei divers waren. Die Laien unterteilten sich wiederum in 49,6% männliche (n=59), 48,7% weibliche (n=58) und 1,7% diverse (n=2) Befragte. Die Experten waren zu 90,5% männlich (n=67), 8,1% weiblich (n=6) und zu 1,4% divers (n=1).

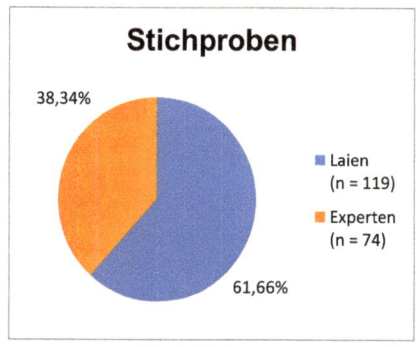

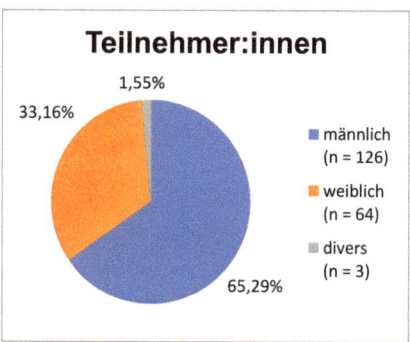

Abb. 1. Stichproben   Abb. 2. Teilnehmer:innen

Die Teilnehmenden ordneten sich selbst einem Kenntnistand (Laie/ Experte) zu. Diese waren im Fragbogen wie folgt definiert:

Experte (Beispiele):

-setzt sich mehrmals im Monat mit dem Thema American Football und der NFL auseinander

-verfügt nicht zwingend über umfassendes Expertenwissen, aber hat einen Überblick über das aktuelle Geschehen in der NFL

-ist absoluter Experte bei den Themen American Football und NFL

Laie (Beispiele):

-hat schon einmal Football geschaut, kennt jedoch nicht den Tabellenstand der aktuellen Saison

-hat schon einmal Football geschaut, versteht jedoch die Regeln nicht

-hat noch nie etwas mit American Football zu tun gehabt.

Materialien

Die Befragung wurde mittels eines online-Fragebogens auf umfrageonline.com durchgeführt (siehe Anhang). Der Fragebogen bestand aus den Fragen nach Geschlecht und Expertenwissen und der eigentlichen Befragung.

Der Fragebogen wurde über verschiedene soziale Netzwerke, wie Facebook oder Instagram, sowie über die fachinternen WhatsApp-Gruppen an der Europa-Universität Flensburg verbreitet.

Durchführung

Die Teilnehmenden wurden gebeten die Gewinner der letzten vier Spielwochen in der NFL zu tippen (Woche 14-17). Der Fragebogen war für insgesamt vier

Tage vom 07.12-09.12.2020 online bearbeitbar. Die Umfrage wurde kurz vor der ersten Begegnung der Spielwoche 14 beendet. Somit wurden die Partien aus allen Wochen zu einem Zeitpunkt vorhergesagt. Spätere Anpassungen waren nicht möglich.

Pro Spielwoche wurden die Befragten aufgefordert für alle 16 stattfindenden Partien den Gewinner vorherzusagen. Die Gesamtzahl der vorherzusagenden Spiele betrug demnach 64.

Die Durchführung wurde zuvor in einer Pilotstudie erprobt. Diese bezog sich auf die zwei vorausgehenden Spielwochen und war größtenteils nach dem gleichen Schema aufgebaut. Die Ergebnisse der Pilotstudie waren aufgrund der kleinen Teilnehmendenzahl (n=4) nicht verwertbar. Allerdings brachte die Pilotstudie andere Erkenntnisse hervor. So wurde unsere besondere Aufmerksamkeit noch einmal darauf gelenkt, die Kategorien Laie und Experte noch einmal umzuformulieren. So konnten wir gewährleisten, dass jeder potenzielle Teilnehmende an der Studie sich einer der beiden Kategorien zuordnen konnte. Die Ergebnisse und Rückmeldung bezüglich der Pilotstudie hatten zuvor aufgezeigt, dass sich nicht jeder klar einer der beiden Kategorien zuordnen konnte. Weiterhin bestätigte die Pilotstudie die Verständlichkeit der Fragestellungen (abgesehen von eben beschriebener Abweichung), sowie die Funktionalität der Plattform und den Datentransfer in die Analyseprogramme.

Forschungsdesign

Für die Untersuchung einer derartigen Hypothese eignet sich am besten ein experimentelles Design. In einem experimentellen Design gibt es eine Versuchs- und eine Kontrollgruppe, bei dem die Versuchspersonen durch Randomisierung, also durch ein Zufallsverfahren, auf die entsprechenden Gruppen aufgeteilt werden. Durch dieses Verfahren würde das Problem der Selbstselektion vermieden werden. Mit Selbstselektion ist gemeint, dass sich die Versuchsteilnehmer:innen selbst einer Gruppe zuordnen. Doch was ist das Problem der Selbstselektion?

Durch Selbstselektion ist die Randomisierung nicht gewährleistet. An der Studie nehmen also eher höher motivierte und zeitlich flexiblere Versuchspersonen teil, wohingegen es der weniger motivierte Teil der Bevölkerung wahrscheinlich nicht in die Stichprobe schafft. Dies kann viele Gründe haben, einer wäre beispielsweise dass diese Personen einfach keine Zeit für solch eine *(für sie unbedeutende und nicht nützliche)* Studie aufbringen wollen. Dies hat zur Folge, dass anhand der Ergebnisse der Stichprobe nicht auf die anzustrebende Grundgesamtheit geschlossen werden kann, sondern nur auf den, wie wir ihn betitelt haben, motivierteren Teil der Bevölkerung.

In unserem Fall war es aufgrund der Fragestellung und der notwendigen Selektion in Experten und Laien, nicht möglich eine Randomisierung, also zufällige Zuweisung der Versuchspersonen in die Treatment- und

Kontrollgruppe, vorzunehmen. Daher verwenden wir ein quasi-experimentelles Design. Dies ist eine „Versuchsanordnung, die dem Vorbild des Experiments nahe kommt und der experimentellen Logik folgt, jedoch nicht die strengen Anforderungen an experimentelle Designs erfüllt. Vor allem ist bei den meisten quasi-experimentellen Designs das zentrale Kriterium der Randomisierung verletzt" (Diekmann, 2010, S.356).

Dadurch dass sich die Teilnehmer:innen selber einer Gruppe zuordnen, können wir aber dennoch unsere Hypothese evaluieren. Im Folgenden sollte nur im Hinterkopf behalten werden, dass aufgrund dieser Selbstselektion weniger wahrscheinlich auf die angestrebte Grundgesamtheit geschlossen werden kann.

Darüber hinaus wird bei dem Erhebungsdesign zwischen einem Querschnitt-, Trend- und Paneldesign unterschieden. Für eine möglichst präzise Beantwortung unserer Forschungsfrage hätte sich ein Trenddesign am besten angeboten, aber auch dies war aufgrund der zeitlichen Begrenzung für uns nicht möglich. Ein Trenddesign entspricht einer mehrmaligen Ergebung der gleichen Variablen mit unterschiedlichen Stichproben. Das von uns gewählte Erhebungsdesign ist also das Querschnittdesign, welches einer einmaligen Erhebung entspricht. Uns stehen also nur die eines bestimmten Zeitpunktes zur Verfügung.

Gütekriterien

Die Studie ist objektiv, da wir keinen Einfluss auf die Teilnehmenden haben und auch die Auswertung nicht durch unsere subjektive Meinung beeinflusst werden kann. Es wird ausschließlich differenziert zwischen richtig und falsch, was für uns, oder auch andere Personen, die die Studie auswerten könnten, keinen Spielraum für Subjektivität gibt.

Die Studie ist reliabel, da bei wiederholter Durchführung der Studie ebenfalls zuverlässige Ergebnisse erwartet werden können. Die Fragestellung ist klar und kann, aufgrund ihrer Einfachheit, nicht in einer anderen Weise gedeutet werden. Bei einer erneuten Beobachtung des gleichen Zeitraumes kann von ähnlichen Ergebnissen ausgegangen werden. Fraglich ist, inwiefern sich Ergebnisse von den unseren unterscheiden würden, die über einen längeren oder kürzeren Zeitraum erhoben werden.

Des Weiteren kann unsere Studie durchaus als intern valide eingestuft werden, da sie tatsächlich das misst, was sie messen soll. Ziel der Untersuchung war es festzustellen, ob Experten den Gewinner von Spielen im American Football besser vorhersagen als Laien. Durch die Unterteilung der Teilnehmenden in zwei Stichproben, den Laien und den Experten, und der anschließenden Überprüfung, welche Stichprobe im Mittel mehr Spiele richtig tippt, kann also dementsprechend davon ausgegangen werden, dass die Studie glaubwürdige Ergebnisse liefert.

Die externe Validität ist allerdings nur teilweise gewährleistet. Es ist fraglich, ob sich die Ergebnisse unserer Studie generalisieren lassen, da wir nur begrenzte Möglichkeiten hatten, den Fragebogen zu verbreiten. Für die Europa-Universität Flensburg und wahrscheinlich auch für Norddeutschland ist die Studie annähernd repräsentativ. Doch inwieweit sich die gemessenen Ergebnisse auch für ganz Deutschland, Europa oder sogar die Welt generalisieren lassen, ist strittig.

Auswertung

Für die Woche 14 der NFL Saison tippten insgesamt 184 von 193 Teilnehmenden den Gewinner für alle Spiele und wurden somit in der Auswertung erfasst. Für Woche 15 waren es 173, für Woche 16 163 und für Woche 17 161. Somit ergab sich eine Gesamtzahl auswertbarer Vorhersagen von 10.896.

Aufgrund der aktuellen Corona-Lage und der begrenzt zur Verfügung stehenden Zeit, haben wir uns für einen online-Fragebogen entschieden, um eine möglichst große Zielgruppe erreichen zu können. Mit dieser Methode hatten wir keinerlei Einfluss auf die Teilnehmerzahl.

Wir haben zwar dafür gesorgt, dass die Umfrage möglichst weit verbreitet wird, doch beispielsweise die Gruppengrößen konnte nicht beeinflusst werden. Somit nahmen an der Studie wesentlich mehr Laien (n=119) als Experten (n=74) teil. Wir haben dennoch die erforderliche Stichprobengröße berechnet, mit der unsere Studie als annähernd repräsentativ für die unbegrenzte Grundgesamtheit gilt. Mit einem Konfidenzniveau von 95% und einer Fehlerspanne von 7% benötigen wir einen Stichprobenumfang von 196. Mit einer Fehlerspanne von 8% benötigen wir dagegen nur noch 151 Teilnehmer:innen. Daraus lässt sich schließen, dass unsere Studie mit einer Teilnehmerzahl von 193, mit einem Konfidenzniveau von 95% und einer Fehlerspanne(ε) mit 7% < ε < 8%, annähernd repräsentativ für die unbegrenzte Grundgesamtheit ist. Hier ist allerdings wieder zu beachten, dass das Schließen auf die Grundgesamtheit durch das von uns gewählte quasi-experimentelle Design beschränkt wird.

Für die Auswertung wurde ein Zweistichproben T-Test gleicher Varianzen bei unabhängigen Stichproben durchgeführt. Dazu haben wir all unsere Daten in eine Excel-Tabelle transferiert und anhand dieser Tabelle sowohl den Test durchgeführt, als auch Grafiken und Diagramme erstellt.

Unsere Hypothese H0 lautete: Die Laien tippen besser als die Experten.

Unsere Hypothese H1 lautete: Die Experten tippen besser als die Laien.

Darüber hinaus wurden die relativen Häufigkeiten richtig getippter Ergebnisse der Laien und Experten pro Spieltag verglichen, gegenübergestellt, ob Laien und Experten bezüglich Auswärts- und Heimmannschaft unterschiedlich tippen und auch, ob es nennenswerte Unterschiede zwischen den Geschlechtern gibt.

Ergebnisse

Die Ergebnisse des T-Tests und auch der anderen Vergleiche und Untersuchungen lauten wie folgt.

Tab. 1. Zweistichproben T-Test unter der Annahme gleicher Varianzen

	Laien	Experten
Mittelwert	26,97	37,47
Varianz	120,70	121,18
Beobachtungen	119	74
Gepoolte Varianz	120,89	
Hypothetische Differenz der Mittelwerte	0	
Freiheitsgrade (df)	191	
t-Statistik	-6,45	
P(T<=t) einseitig	4,48383E-10	
Kritischer t-Wert bei einseitigem t-Test	1,65	

Die Tabelle 1 veranschaulicht die Ergebnisse des T-Tests. Dabei ist die unabhängige Variable (uV) der Wissens- und Kenntnisstand im American Football (Laie oder Experte) und die abhängige Variable (aV) die Trefferleistung beim Vorhersagen von Ergebnissen.

Wie direkt zu erkennen ist, unterscheiden sich die Mittelwerte der Laien und Experten um 10,5. Die Werte geben Auskunft darüber, wie viele der 64 getippten Spiele pro Person richtig vorhergesagt wurden. Dies bedeutet also, dass ein Laie in unserer Studie etwa 26,97 und ein Experte etwa 37,47 Spiele richtig tippte. Die negative t-Statistik unterstreicht diese Aussage. Ein negativer t-Wert bedeutet, dass der Mittelwert der zweiten Gruppe (Experten) größer als der der ersten Gruppe (Laien) ist.

Es handelt sich um einen T-Test unter der Annahme gleicher Varianzen. Wie in der Tabelle zu sehen ist, unterscheiden sich die Varianzen also nur minimal. Aus den beiden Varianzen wurde dann die gepoolte Varianz von $\sigma^2 = 120{,}89$ berechnet.

Wie bereits erwähnt, ließ sich vermuten, dass sich die Ergebnisse der Studie von Gröschner & Raab (2006) auch auf den American Football übertagen lassen. Aufgrund dieser Wirkungsvermutung, dass Laien besser als Experten abschneiden werden, ist für unsere Untersuchung nur der einseitige T-Test relevant. Die Ergebnisse des zweiseitigen Tests werden dementsprechend bewusst weggelassen.

Ist der Betrag der t-Statistik größer als der kritische Wert, so ist der Unterschied signifikant. Für unsere Studie gilt |-6,45| > 1,65. Daraus lässt sich also schließen, dass es einen signifikanten Unterschied zwischen dem Tippverhalten von Laien und Experten gibt. Dies zeigt sich außerdem dadurch, dass der p-Wert deutlich kleiner als unser gewähltes Signifikanzniveau α ist (4,48383E-10 < 0,05). Aus den Ergebnissen des T-Tests folgt also, dass wir H0 verwerfen müssen. Die Effektstärke wird in Tabelle 1 allerdings nicht angegeben. Diese wurde separat berechnet und führte zu dem Ergebnis von r ≈ 0,43. Laut Cohen (1988) ist r ab 0,1 ein schwacher Effekt, ab 0,3 ein mittlerer und ab 0,5 ein starker Effekt. Demzufolge liegt bei unserer Studie eine mittlere Ergebnisstärke vor.

Die Ergebnisse des T-Tests können des Weiteren auch durch Abbildung 3 untermauert werden. In dieser von uns erstellten Grafik werden die Mittelwerte der einzelnen Spieltage der Laien denen der Experten gegenübergestellt.

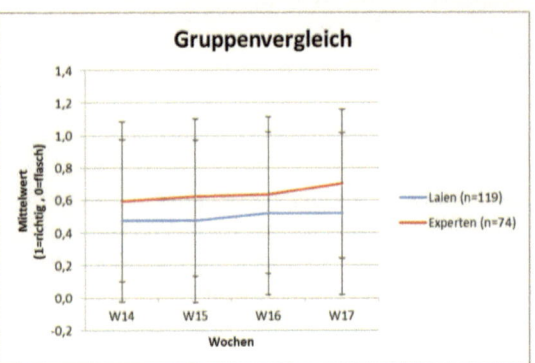

Die Zahl „0" steht in diesem Zusammenhang für das falsche und die Zahl „1" für das richtige Ergebnis. Wie eindeutig zu erkennen ist, befindet sich der Graph der Laien kontinuierlich unterhalb von dem der Experten.

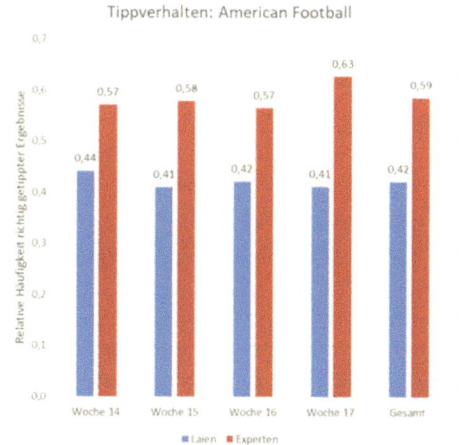

In Woche 14 lag der Mittelwert der Laien bei 0,4768 und der der Experten bei 0,5951, die Woche darauf bei 0,4745 und 0,6205, in Woche 16 bei 0,5228 und 0,6335 und in der letzten Woche bei 0,5206 und 0,7036. Wie daraus zu erkennen ist, gab es bei beiden Gruppen einen leichten Trend zur Verbesserung. Dies bedeutet, dass sich das Tippverhalten von Spieltag zu Spieltag leicht verbesserte.

Abb. 4. Relative Häufigkeiten

Die bisherigen Ergebnisse beruhten nur auf den Mittelwerten. Nun widmen wir uns einem weiteren Aspekt, nämlich der relativen Häufigkeit. Wir haben die relativen Häufigkeiten richtig getippter Ergebnisse jedes Spieltags (sowie gesamt) berechnet und dies in Abbildung 4 veranschaulicht. Auch hier zeigt sich, dass die Experten jeden Spieltag besser als die Laien tippten. Insgesamt sagten die Experten 59% der Spiele richtig voraus und die Laien hingegen nur 42%.

Nun stellen wir weitere Ergebnisse unserer Studie vor, die zwar nicht in direktem Zusammenhang mit unserer Hypothese stehen, aber dennoch interessant sind:

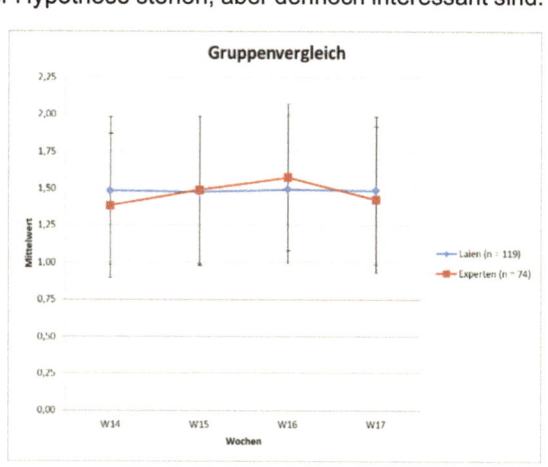

Wir überprüften das Tippverhalten der Versuchsgruppen hinsichtlich der Heim- und Auswärtsmannschaft. Unsere Ergebnisse sind in Abbildung 5 zu sehen. Bei dieser Auswertung haben wir die Zahl „1" als Tipp für die Heimmannschaft und die Zahl „2" als Tipp für das Auswärtsteam definiert.

Abb. 5. Gruppenvergleich (Heim/Auswärts)

12

Wie also der Abbildung zu entnehmen ist, pendeln sich beide Graphen in etwa bei 1,5 ein. Dies bedeutet, dass weder die Laien noch die Experten eher zu Heim- oder Auswärtsmannschaften tendieren. Auffällig ist jedoch, dass sich die Mittelwerte der Laien zwischen 1,48 und 1,50 befinden, während sich die Mittelwerte der Experten in einem wesentlich größeren Intervall, nämlich 1,38 und 1,57, bewegen.

Unabhängig vom Spieltag und den individuellen Begegnungen tippen die Laien also eher ausgeglichen sowohl auf das Heim- als auch das Auswärtsteam, wobei sich bei den Experten leichte Tendenzen zu einer der beiden Mannschaften abzeichnen.

Ein weiteres nennenswertes Ergebnis ergibt sich aus dem Vergleich der Geschlechter. Für diesen Vergleich haben wir nicht mehr die Laien mit den Experten verglichen, sondern innerhalb der Versuchsgruppen untersucht, inwiefern sich das Tippverhalten von Männern, Frauen und Diversen unterscheidet. Die Ergebnisse dieser Untersuchung haben wir in Abbildung 6 und 7 veranschaulicht. Auch in diesen Abbildungen steht die Zahl „0" wieder für ein falsches und die Zahl „1" für ein richtig getipptes Ergebnis. Allerdings sind dabei die Ergebnisse der Diversen keineswegs repräsentativ, da bei den Experten nur eine Person und bei den Laien nur zwei Personen divers ankreuzten. In beiden Versuchsgruppen haben die Männer am besten abgeschnitten. Bei den Experten lag in Woche 14 der Mittelwert der Frauen (0,63) zwar über dem der Männer (0,60), doch im Ganzen schnitten die Männer besser ab.

Auffällig ist auch bei diesem Vergleich, dass sich die Mittelwerte der Laien kaum unterscheiden und alle Werte circa wieder um 0,5 pendeln. Im Gegensatz dazu schwanken die Werte der Experten wesentlich stärker und auch die Unterschiede zwischen den Geschlechtern sind bei den Experten deutlicher sichtbar. Während sich die Männer von Woche zu Woche kontinuierlich leicht steigern konnten, fiel der Graph der Frauen eher von Woche zu Woche ab. Die Werte des einzelnen Diversen sind wie erwähnt nicht repräsentativ, waren aber in Woche 14 sehr unterdurchschnittlich, stiegen dann die nächsten beiden Wochen an und in der letzten Woche wieder leicht ab.

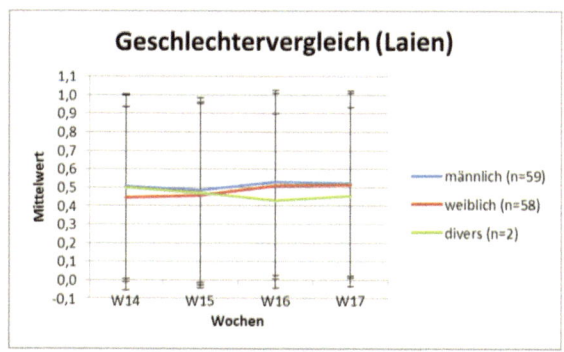

Abb. 6. Geschlechtervergleich (Laien)

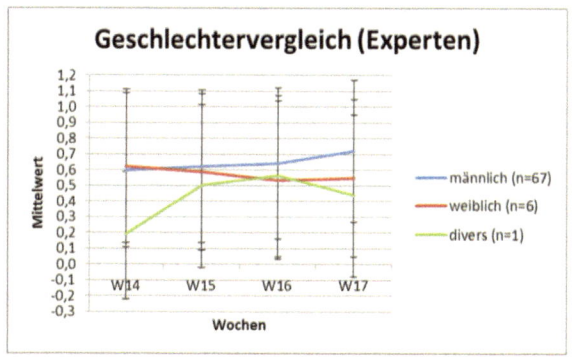

Abb. 7. Geschlechtervergleich (Experten)

Abschließend möchten wir noch ein sehr interessantes Ergebnis vorstellen. Wir haben unabhängig von unserer Studie untersucht, wie eine Person abgeschnitten hätte, wenn sie systematisch immer abwechselnd auf das Heim- und das Auswärtsteam gesetzt hätte.

Dies bedeutet beispielsweise, dass beim ersten Spiel auf das Heimteam, beim zweiten auf das Auswärtsteam, beim dritten wieder auf das Heimteam, und so weiter, gesetzt wird. Dafür haben wir unsere Studie nochmals mit Versuchsperson A und Versuchsperson B simuliert. Die Person A tippte zuerst auf die Heimmannschaft, während Person B zuerst auf das Auswärtsteam setzte.

Erstaunlicherweise hätte Versuchsperson A genau 27 der 64 Spiele und Versuchsperson B genau 37 der 64 Spiele richtig vorhergesagt. Vergleichen wir dies mit den Mittelwerten aus Tabelle 1, so wird deutlich, dass 27 richtig getippte Ergebnisse beinahe genau mit dem Mittelwert der Laien (26,97) und 37 richtig getippte Ergebnisse beinahe mit dem der Experten (37,47) übereinstimmen. Diese Ähnlichkeit spiegelt sich auch im Vergleich der relativen Häufigkeiten wider. Versuchsperson A konnte insgesamt 42,19% der Spiele richtig vorhersagen, während Versuchsperson B 57,81% der Spiele richtig tippte. Auch diese Werte vergleichen wir mit den Ergebnissen unserer Studie. Wie aus Abbildung 4 zu entnehmen ist, liegt die relative Häufigkeit der Laien bei 42% und die der Experten bei 59%.

Dieser Fund beruht auf reinem Zufall. Jedoch zeigt er durchaus einen, für die Diskussion wertvollen, Ansatzpunkt auf.

Diskussion

Das Ziel dieser Arbeit war es die Fragestellung: *„Wie unterscheidet sich die Vorhersagegenauigkeit im American Football zwischen Experten und Laien?"*, zu klären. Hierbei gingen wir davon aus, dass sich die bisherigen Funde in der Literatur im Fußballsport auch auf den American Football übertragen lassen. Diese Funde besagten, dass Experten nicht in der Lage sind Ereignisse im Sport akkurater vorherzusagen als Laien.

Diese Hypothesen konnten wir nicht bestätigen. Experten sagten mit einer höheren Genauigkeit den Gewinner von Partien im American Football voraus. Die 59 prozentige Genauigkeit deckt sich in etwas mit der in Expertenkreisen gehandelten und in der Einleitung erwähnten Zahl von theoretisch möglichen richtigen Vorhersagen. Die Quote der korrekten Prognosen der Kollegen im Fußball war sowohl bei den Laien als auch bei den Experten deutlich niedriger.

Die genauen Gründe für die unterschiedlichen Ergebnisse zwischen den Sportarten lassen sich hier nicht ergründen. Allerdings möchten wir einige Ansätze vorstellen, die die zukünftige Forschung inspirieren und Fehlerquellen vermeiden können.

Zunächst muss erwähnt werden, dass alle Studien in diesem Bereich zwar zu ähnlichen Ergebnissen kamen, jedoch selten die gleichen Maßstäbe setzten. Nicht nur die Größe der Versuchsgruppe variiert stark, sondern auch die untersuchten Ereignisse. Die getroffenen Vorhersagen bezogen sich, je nach Studie, auf den Gewinner eines Spiels, den/die Turniersieger, das genaue Endergebnis oder einer Mischung dieser Faktoren.

Zudem müssen wir berücksichtigen, dass unsere Studie allein in Deutschland durchgeführt wurde. Betrachtet man die Gesamtbevölkerung (Kinder ausgenommen) interessierten sich im Jahr 2020 rund 63% der Befragten stark, oder unter anderem, für Fußball (Pawlik, 2020). Demgegenüber stehen nur rund 15% Interessierte für den American Football im gleichen Jahr (ebd.). Anhand dieser Zahlen lässt sich zwar nicht schließen, aber vermuten, dass in Deutschland ein Grundverständnis für Fußball in der breiten Bevölkerung vorhanden ist und die meisten über gewisse Kenntnisse verfügen. Der Football erfreut sich zwar steigender Beliebtheit, ist jedoch den meisten Deutschen noch völlig fremd.

Diese Erkenntnisse können bei entsprechendem Studiendesign eventuell die Unterschiede zwischen den jeweiligen Sportarten erklären. Sowohl Gröschner & Raab (2006), auf die wir uns mit unserer Studie hauptsächlich beziehen, als auch wir baten die Teilnehmenden darum sich selbst einem Kenntnisstand zuzuordnen.

Bei einem breiten Grundverständnis von einem Sport in der Bevölkerung besteht die Gefahr, dass die „Laien" im Fußball durchaus über gewisse Kenntnisse verfügen. Im Football ist die Wahrscheinlichkeit dementsprechend höher, dass ein „Laie" über absolut keine Kenntnisse über den Sport verfügt. Dieser Prozess der Selbstselektion kann somit je nach Studie die Laien besser dastehen lassen oder aber die Leistung der Experten abschwächen, beziehungsweise verstärken. Die Eliminierung selbstselektiver Elemente könnte hier in Zukunft zu noch akkurateren Aussagen führen.

Weiterhin sind die Ergebnisse im Fußball wesentlich einfach vorherzusagen als im American Football. Die häufigsten Ergebnisse sind 1:1, 1:0, 2:0 oder 2:1 (Bundesligatrend, 2020). Die Anzahl der Tore ist also bei den meisten Partien begrenzt und es zeichnet sich ein klarer Heimvorteil ab. Statistisch gesehen gewinnt beim Fußball das Heimteam, abhängig von der Liga mit einer Wahrscheinlichkeit von 60% bis knapp 70% (Moskowitz & Wertheim, 2011 nach Pinger, 2015, Abs. 2). Beim American Football besteht jedoch eine Vielzahl von Möglichkeiten einen, zwei, drei oder sechs Punkte zu erzielen. Dementsprechend sind auch die Endergebnisse schwieriger vorherzusagen. Dieses Problem haben wir mittels des Toto-Modus versucht in unserer Studie zu eliminieren. Weiterhin sind jedoch, aufgrund eben genannter Gründe, enge Spiele im Football wesentlich üblicher. Des Weiteren besteht auch beim Football ein Heimvorteil, der sich je nach Team und Stadion stärker oder schwächer auswirkt. Insgesamt liegt er mit knapp unter 58% knapp unter dem des Fußballs, ist jedoch klar vorhanden (ebd., Abs. 4). Die Coronapandemie führte jedoch in den USA dazu, dass wie auch hierzulande keine oder kaum Fans in den Stadien zugelassen waren. Dies eliminierte praktisch den Heimvorteil (oder genauer Teile dessen, da auch Faktoren wie eine Reise zum Spiel etc. in Betracht gezogen werden müssen). Dieser ausbleibende statistische Vorteil könnte die Ergebnisse weiter verzerren, beziehungsweise die korrekte Vorhersage erschweren.

Ein weiterer Punkt, der zu Verzerrungen in unserer Studie geführt haben könnte, ist die Wahl des Zeitraumes. Mittels der Vorhersage von vier Spielwochen erreichten wir eine hohe Zahl an auswertbaren Daten. Allerdings ist insbesondere die letzte Spielwoche der Saison dafür bekannt, unwahrscheinliche Sieger hervorzubringen. Grund hierfür ist, dass Mannschaften, die bereits einen Play-Off-Platz sicher haben häufig ihre Spieler schonen. Dieser Fakt könnte vor allem Verzerrungen zugunsten der Experten hervorgerufen haben, die (wie oben beschrieben) an diesem Spieltag die meisten Spiele richtig tippten. Die Betrachtung eines längeren Zeitraums oder einer ganzen Saison, könnte solche Effekte ausgleichen. Allerdings ist positiv hervorzuheben, dass die Menge der vorherzusagenden Ergebnisse die anderer Untersuchungen weit übersteigt. Gröschner & Raab (2006) fragten bei den Teilnehmenden (N=208) lediglich den erst bis viertplatzierten der Weltmeisterschaft 2002 ab.

Khazaal et al. (2012) befragten zwar eine große Gruppe (N=258), ließen diese jedoch nur die Ergebnisse von 10 Spielen der Europameisterschaft 2008 vorhersagen. Huberfeld et al. (2013) befragten eine Versuchsgruppe kleiner der unseren (N=165) zu den Ergebnissen der Achtelfinalspiele in der Champions League.

Ein weiterer interessanter Punkt, den es zu diskutieren gilt, ist der in den Ergebnissen darstellte Vergleich der Mittelwerte von Laien und Experten. Wie bereits erwähnt pendelt sich der Mittelwert der Laien in etwa bei 0,5 ein, wobei 0 für eine falsche und 1 für eine richtige Vorhersage codiert ist.

Der Mittelwert der Laien, bezogen auf alle Spieltage, liegt bei 0,499 und der der Experten bei 0,638. Vergleicht man nun zusätzlich die Mittelwerte jeder einzelner Spieltage, wie in Abbildung 1, dann wird deutlich, dass die Mittelwerte der Laien zwischen 0,47 und 0,52 schwanken. Die Mittelwerte der Experten schwanken dagegen wesentlich stärker, nämlich um 0,59 und 0,70. Also konnten die Laien bei jedem Spieltag knapp weniger als die Hälfte der Spiele richtig vorhersagen. Daraus lässt sich schließen, dass Laien ohne Berücksichtigung von anderen Faktoren, einfach mit der Wahrscheinlichkeit 50/50 einen Gewinner gewählt haben. Dies unterstreicht nochmal unsere Vermutung, dass der American Football in Deutschland noch nicht populär genug ist. Wir haben einen Laien definiert als, jemanden, der schon einmal Football geschaut hat, aber nicht den Tabellenstand der aktuellen Saison kennt, oder jemanden, der schon einmal Football geschaut hat, jedoch die Regeln nicht versteht, oder jemanden, der noch nie etwas mit American Football zu tun gehabt hat. Unser Ergebnis lässt uns allerdings vermuten, dass die Laien unserer Studie eher nicht denen zuzuordnen sind, die schon einmal American Football gesehen haben. Die Ergebnisse lassen vermuten, dass sich der Großteil der Laien zufällig (mit der Wahrscheinlichkeit von 50%) für einen Gewinner entschieden hat. Außerdem ist zu erwarten, dass sich bei der Beobachtung eines längeren Zeitraums, aufgrund der Regression zum Mittelwert, die (gleich Gruppe von) Laien langfristig eine Vorhersagegenauigkeit gleich dem Zufall haben könnten.

Darüber hinaus haben wir sporadisch fünf Laien ausgewählt und nachgefragt nach welchem Kriterium sie den Sieger gewählt haben. Dabei war auffällig, dass sich alle daran orientiert haben, welcher Teamname ihnen am besten gefiel.

Diese kleine Stichprobe ist keineswegs repräsentativ, aber es könnte dennoch in weiteren Studien untersucht werden, inwiefern subjektive Einflüsse, wie das Sympathisieren mit einem Teamnamen oder die subjektive Attraktivität eines Teamlogos (welches wir nicht abbildeten), die Laien bei der Vorhersage beeinflussen.

Für die Praxis müssen weitere Untersuchungen zeigen, ob sich unsere Erkenntnisse bestätigen lassen. Hierbei sollten die oben aufgeführten Punkte berücksichtigt werden.

Die Reduktion von Selbstselektion, sowie ein größerer Stichprobenumfang und ein längerer betrachteter Zeitraum wären nötig, um unsere Ergebnisse verifizieren zu können. Darüber hinaus wären Erkenntnisse darüber interessant, ob man in den USA oder in einer international angelegten Studie zu ähnlichen Ergebnissen käme. Hieraus könnte sich auch ableiten lassen, ob sich der Kenntnisstand in der Bevölkerung über eine Sportart auf die Genauigkeit der Vorhersagen von Laien und Experten auswirkt.

Außerdem bedarf es an Erkenntnissen darüber, wie gut sich der Ausgang von einzelnen Spielen in verschiedenen Sportarten allgemein voraussagen lässt.

Hat der Favorit in einem Fußballspiel tatsächlich eine höhere Gewinnwahrscheinlichkeit als der eines American Football- oder Basketballspiels? Diese Erkenntnisse könnten zukünftig zur Entwicklung von Modellen führen, die sich in der Tat auf verschiedene Sportarten verlässlich übertragen lassen.

Schließlich haben unsere Erkenntnisse bezüglich der zufällig-abwechselnden Auswahl von Gewinnern, sowie der Geschlechterunterschiede weitere Fragen aufgeworfen. Diese könnten Inhalt weiterer Untersuchungen sein. Bestehen bei der Vorhersage von Ergebnissen eventuelle signifikante Unterschiede zwischen den Geschlechtern? Unterscheidet sich dies zwischen verschiedenen Sportarten? Sagen Frauen frauendominierte Sportarten besser voraus und umgekehrt?

Viele der, in diesem Teil, aufgeführten Fragen waren nicht Teil unserer Untersuchungen. Nichtsdestotrotz könnten die Antworten einen wichtigen Teil zur Forschung beitragen. Viele Erkenntnisse zu diesem Thema (wobei die Sportart selbst keine Rolle spielt) sind höchst relevant für die Prävention von pathologischem Spielverhalten. Für strengere Regulierungen und Kontrollen im Sportwetten Sektor bedarf es klarer Erkenntnisse bezüglich langfristiger Vorhersagewahrscheinlichkeiten. Der Sportwetten Markt ist nicht zuletzt historisch gewachsen. Allerdings sehen wir die Wissenschaft ein Stück weit in der Verantwortung, auch hier gesicherte Erkenntnisse zu liefern, um insbesondere junge Menschen auf die Gefahren und die höchst spekulativen Eigenschaften dieses Geschäftsfeldes aufmerksam zu machen.

Literaturverzeichnis

Automatisch Verloren. (2021). *Zahlen und Fakten zu Glücksspiel.* Abgerufen am 20. 01. 2021 von https://www.automatisch-verloren.de/de/gluecksspiel/zahlen-und-fakten-zu-gluecksspiel.html

Bouzianis, S. (2019). Predicting the Outcome of NFL Games Using Logistic Regression. (U. o. Hampshire, Hrsg.) *Honors Theses and Capstones*, S. 474. Abgerufen am 06. 01. 2021 von https://scholars.unh.edu/cgi/viewcontent.cgi?article=1472&context=honors

Bundesligatrend. (2020). *Bundesliga Statistik – Häufigstes Ergebnis, Tore nach Minuten, Anzahl der Tore.* Abgerufen am 20. 01. 2021 von https://www.bundesligatrend.de/bundesliga-statistik-haeufigstes-ergebnis-tore-nach-minuten-anzahl-der-tore.html

Cantinotti, M., Landouceur, R., & Christian, J. (2004). Sports Betting: Can Gamblers Beat Randomness? *Psychology of addictive behaviour, 18*(2), S. 142-147.

Cohen, J. (1988). *Statistical Power Analysis For The Behavioral Sciences.* New York: Lawrence Erlbaum Associates Publishers.

Diekmann, A. (2010). *Empirische Sozialforschung. Grundlagen Methoden Anwendungen.* Hamburg: rowohlts.

Fantasyfootballnerd. (2020). *2020 NFL Picks Accuracy Leaderboard : Overall.* Abgerufen am 06. 01. 2021 von https://www.fantasyfootballnerd.com/nfl-picks/accuracy

Graefe, L. (2018). *Wetteinsätze auf dem deutschen Sportwettenmarkt von 2012 bis 2018.* Abgerufen am 06. 01. 2021 von https://de.statista.com/statistik/daten/studie/557955/umfrage/wetteinsaetze-auf-dem-deutschen-sportwettenmarkt/

Gröschner, C., & Raab, M. (2006). Vorhersagen im Fußball. *Zeitschrift für Sportpsychologie, 13*(1).

Hayer, T., & Kalke, J. (2020). Sportwetten: Spielanreize und Risikopotenziale. *Suchttherapie, 04*, S. 171-221. Abgerufen am 06. 01. 2021 von https://www.thieme-connect.com/products/ejournals/abstract/10.1055/a-1303-7278#info

Huberfeld, R., Gersner, R., Rosenberg, O., Kotler, M., & Dannon, P. (2013). Football gambling three arm-controlled study: gamblers, amateurs and laypersons. *Psychopathology, 46*, S. 28-33. Abgerufen am 06. 01. 2021 von https://pubmed.ncbi.nlm.nih.gov/22890307/

Kahn, J. (2003). Neural Network Predictions of NFL Football Games. Abgerufen am 06. 01. 2021 von https://docplayer.net/21763052-Neural-network-prediction-of-nfl-football-games-joshua-kahn.html

Katz, J., & Schuldt, S. (2020). Privatinsolvenz durch Tipp von Oliver Kahn. *Katapult*(19).

Khazaal, Y., Chatton, A., Billieux, J., Bizzini, L., Monney, G., Fresard, E., . . . Khan, R. (2012). Effects of expertise on football betting. *Subst Abuse Treat Prev Policy*, S. 7-18. Abgerufen am 06. 01. 2021 von https://pubmed.ncbi.nlm.nih.gov/22578101/

Knorr-Held, L. (1999). Conditional prior proposals in dynamic models. *Scandinavian Journal of Statistics*(26), S. 129-144.

Miller, J. (2020). *59% Coverrate: A new normal?* Abgerufen am 06. 01. 2021 von http://professionalgambler.org/59-percent-nfl-cover-rate-a-new-normal

Moskowitz, T., & Wertheim, J. (2011). *Scorecasting: The Hidden Influences Behind How Sports Are Played and Games Are Won*. New York: Crown Archetype.

Parke, J., & Parke, A. (2019). Transformation of Sports Betting into a Rapid and Continuous Gambling Activity: a Grounded Theoretical Investigation of Problem Sports Betting in Online Settings. *International Journal of Mental Health and Addiction*(17), S. 1340–1359. Abgerufen am 06. 01. 2020 von https://link.springer.com/article/10.1007/s11469-018-0049-8#Sec7

Pavlik, V. (2020). *Anzahl der Personen in Deutschland, denen die Sportart American Football bekannt ist, nach Interesse an diesem Sport von 2016 bis 2020*. Abgerufen am 20. 01. 2021 von https://de.statista.com/statistik/daten/studie/171013/umfrage/interesse-an-der-sportart-american-football/#:~:text=Umfrage%20in%20Deutschland%20zum%20Interesse%20an%20der%20Sportart%20American%20Football%20bis%202020&text=Im%20Jahr%202020%20gab%20es,denen

Pavlik, V. (2020). *Anzahl der Personen in Deutschland, denen die Sportart Fußball bekannt ist, nach Interesse an diesem Sport von 2016 bis 2020*. Abgerufen am 20. 01. 2021 von https://de.statista.com/statistik/daten/studie/171037/umfrage/interesse-an-der-sportart-fussball/

Pinger, N. (2015). *Homefield Advantage: The facts and the fiction*. Abgerufen am 02. 02. 2021 von https://review.chicagobooth.edu/magazine/spring-2014/home-field-advantage-the-facts-and-the-fiction

Stefani, R. T. (1980). Improved least square football, basketball and soccer predicitions. *IEEE Transactions on Systems, Man and Cybernetics*(10), S. 116-123.

Anhang

Anhang 1: Umfragebogen

Tippverhalten im American Football

`0 %`

Herzlich Willkommen,

Ziel dieser Umfrage ist es, herauszufinden in wie weit sich das Tippverhalten auf siegreiche Mannschaften im American Football zwischen Laien und Experten unterscheidet. Hierfür sind bitte die Gewinner aller (!) Spieltage zum Zeitpunkt der Bearbeitung zu tippen (nicht wie üblich Woche für Woche).

Sollte Interesse an den Ergebnissen unserer Arbeit bestehen, kann die eigene E-Mail-Adresse auf der letzten Seite des Fragebogens eingetragen werden. Ansonsten sind die Angaben anonymisiert.

Vielen Dank für die Teilnahme und das Interesse!

Sportliche Grüße,
Mika Sörensen und Ole Voß

Weiter

(Text ändern)

22

Tippverhalten im American Football

13 %

Geschlecht: *

○ männlich

○ weiblich

○ divers

Zurück | Weiter

(Text ändern)

Tippverhalten im American Football

25 %

Kenntnisstand American Football "

Experte (Beispiele):
-setzt sich mehrmals im Monat mit dem Thema American Football und der NFL auseinander
-verfügt nicht zwingend über umfassendes Expertenwissen, aber hat einen Überblick über das aktuelle Geschehen in der NFL
-ist absoluter Experte bei den Themen American Football und NFL

Laie (Beispiele):
-hat schonmal Football geschaut, kennt jedoch nicht den Tabellenstand der aktuelle Saison
-hat schonmal Football geschaut, versteht jedoch die Regeln nicht
-hat noch nie etwas mit American Football zu tun gehabt.

Bitte ordnen Sie sich einer Gruppe zu!

○ Laie

○ Experte

| Zurück | Weiter |

(Text ändern)

24

36 %

Bitte tippen Sie die Gewinner der Partien in der Spielwoche 14 der laufenden NFL-Saison. "

Die Auswahlmöglichkeit "1" steht für das erstgenannte, die Auswahlmöglichkeit "2" für das jeweils zweitgenannte Team.

	1	2
New England Patriots @ L.A. Rams	○	○
Denver Broncos @ Carolina Panthers	○	○
Houston Texans @ Chicago Bears	○	○
Dallas Cowboys @ Cincinnati Bengals	○	○
Green Bay Packers @ Detroit Lions	○	○
Tennessee Titans @ Jacksonville Jaguars	○	○
Kansas City Chiefs @ Miami Dolphins	○	○
Arizona Cardinals @ New York Giants	○	○
Minnesota Vikings @ Tampa Bay Buccaneers	○	○
Indianapolis Colts @ Las Vegas Raiders	○	○
New York Jets @ Seattle Seahawks	○	○
Atlanta Falcons @ L.A. Chargers	○	○
New Orleans Saints @ Philadelphia Eagles	○	○
Washington Football Team @ S.F. 49ers	○	○
Pittsburgh Steelers @ Buffalo Bills	○	○
Baltimore Ravens @ Cleveland Browns	○	○

Zurück   Weiter
(Text ändern)

25

Bitte tippen Sie die Gewinner der Partien in der Spielwoche 15 der laufenden NFL-Saison. "

Die Auswahlmöglichkeit "1" steht für das erstgenannte, die Auswahlmöglichkeit "2" für das jeweils zweitgenannte Team.

	1	2
Detroit Lions @ Tennessee Titans	○	○
L.A. Chargers @ Las Vegas Raiders	○	○
Buffalo Bills @ Denver Broncos	○	○
Carolina Panthers @ Green Bay Packers	○	○
Seattle Seahawks @ Washington Football Team	○	○
Cleveland Browns @ New York Giants	○	○
Chicago Bears @ Minnesota Vikings	○	○
New England Patriots @ Miami Dolphins	○	○
Jacksonville Jaguars @ Baltimore Ravens	○	○
Tampa Bay Buccaneers @ Atlanta Falcons	○	○
Houston Texans @ Indianapolis Colts	○	○
Philadelphia Eagles @ Arizona Cardinals	○	○
Kansas City Chiefs @ New Orleans Saints	○	○
San Francisco 49ers @ Dallas Cowboys	○	○
Pittsburgh Steelers @ Cincinnati Bengals	○	○
New York Jets @ L.A. Rams	○	○

Zurück   Weiter

(Text ändern)

Bitte tippen Sie die Gewinner der Partien in der Spielwoche 16 der laufenden NFL-Saison. *

Die Auswahlmöglichkeit "1" steht für das erstgenannte, die Auswahlmöglichkeit "2" für das jeweils zweitgenannte Team.

	1	2
Tampa Bay Buccaneers @ Detroit Lions	○	○
Minnesota Vikings @ New Orleans Saints	○	○
San Francisco 49ers @ Arizona Cardinals	○	○
Miami Dolphins @ Las Vegas Raiders	○	○
Carolina Panthers @ Washington Football Team	○	○
Indianapolis Colts @ Pittsburgh Steelers	○	○
Atlanta Falcons @ Kansas City Chiefs	○	○
Chicago Bears @ Jacksonville Jaguars	○	○
Cincinnati Bengals @ Houston Texans	○	○
New York Giants @ Baltimore Ravens	○	○
Cleveland Browns @ New York Jets	○	○
L.A. Rams @ Seattle Seahawks	○	○
Denver Broncos @ L.A. Chargers	○	○
Philadelphia Eagles @ Dallas Cowboys	○	○
Tennessee Titans @ Green Bay Packers	○	○
Buffalo Bills @ New England Patriots	○	○

Zurück   Weiter

(Text ändern)

27

Bitte tippen Sie die Gewinner der Partien in der Spielwoche 17 der laufenden NFL-Saison. *

Die Auswahlmöglichkeit "1" steht für das erstgenannte, die Auswahlmöglichkeit "2" für das jeweils zweitgenannte Team.

	1	2
Minnesota Vikings @ Detroit Lions	○	○
Jacksonville Jaguars @ Indianapolis Colts	○	○
Tennessee Titans @ Houston Texans	○	○
Atlanta Falcons @ Tampa Bay Buccaneers	○	○
Washington Football Team @ Philadelphia Eagles	○	○
Dallas Cowboys @ New York Giants	○	○
New York Jets @ New England Patriots	○	○
L.A. Chargers @ Kansas City Chiefs	○	○
Pittsburgh Steelers @ Cleveland Browns	○	○
Baltimore Ravens @ Cincinnati Bengals	○	○
Green Bay Packers @ Chicago Bears	○	○
New Orleans Saints @ Carolina Panthers	○	○
Miami Dolphins @ Buffalo Bills	○	○
Seattle Seahawks @ San Francisco 49ers	○	○
Arizona Cardinals @ L.A. Rams	○	○
Las Vegas Raiders @ Denver Broncos	○	○

Zurück   Weiter

(Text ändern)

Wenn Sie über die Ergebnisse der Umfrage informiert werden möchten, hinterlassen Sie bitte nun ihre E-Mail-Adresse.

Zurück   Fertig

(Text ändern)

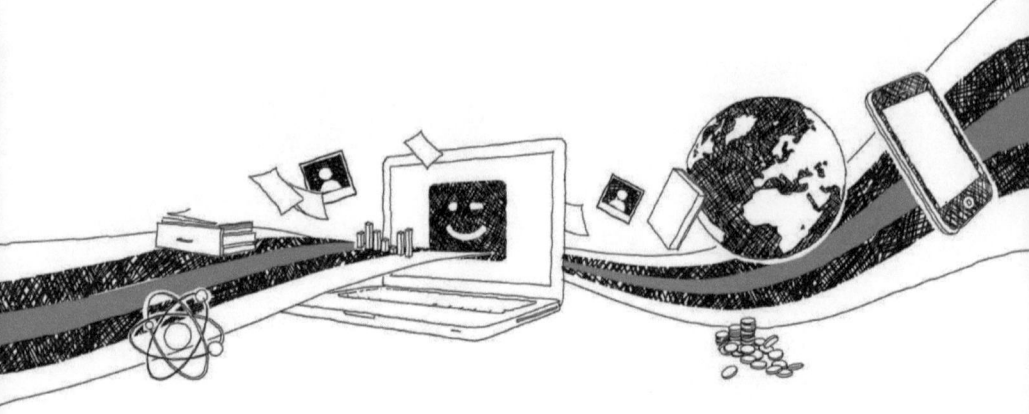
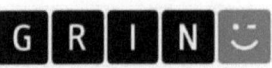